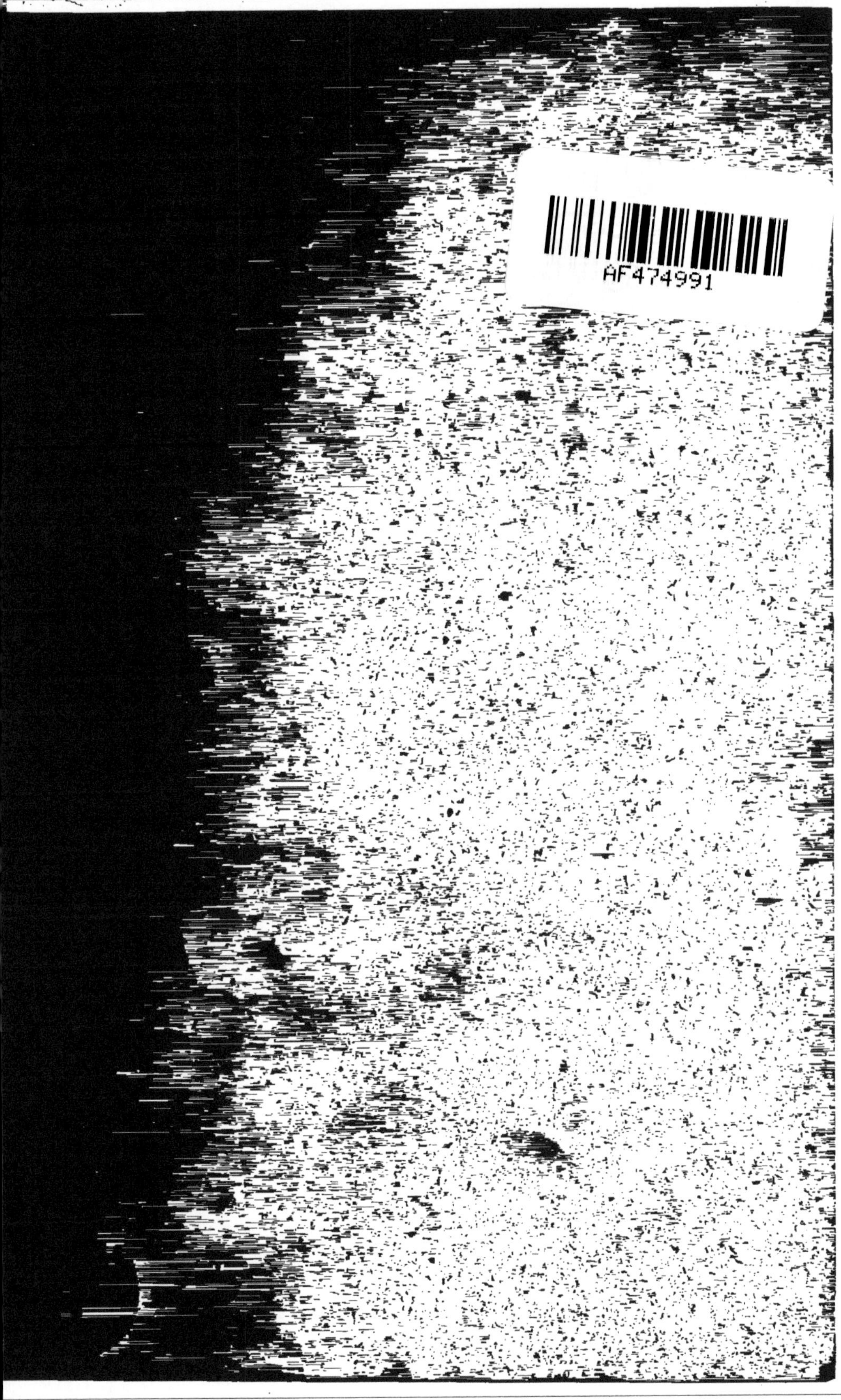
AF474991

DES

ENTRECROISEMENTS MUSCULAIRES

ET DE QUELQUES POINTS

RELATIFS A LA STRUCTURE DE L'UTÉRUS;

PAR

Amédée DEVILLE,

Aide d'anatomie à la Faculté de Médecine de Paris.

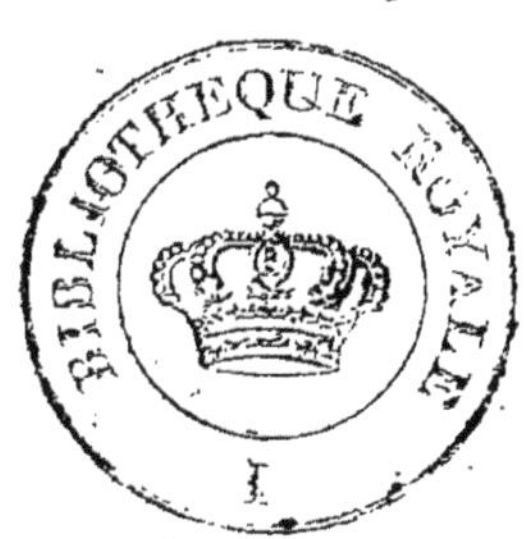

> J'ai bientôt acquis la certitude qu'une voie anatomique nouvelle s'était ouverte sous le scalpel de M. Thomson, et qu'il y avait là ample matière à des efforts ultérieurs.
>
> (Velpeau, *Anat. chir.*, 3e édit., introd., p. XLI.

PARIS,

CHEZ MOQUET, LIBRAIRE-ÉDITEUR,

COUR DE ROHAN, 3,

PRÈS LE PASSAGE DU COMMERCE, QUARTIER DE L'ÉCOLE DE MÉDECINE.

1844

A

M. LE PROFESSEUR VELPEAU.

Hommage respectueux d'un de ses élèves les plus dévoués,

A. DEVILLE.

DES

ENTRECROISEMENTS MUSCULAIRES

ET DE QUELQUES POINTS

RELATIFS A LA STRUCTURE DE L'UTÉRUS.

La question des entrecroisements musculaires n'est pas neuve, tant s'en faut. Si ce n'est dans sa généralité, du moins dans quelques-unes des particularités qui s'y rattachent, elle a donné lieu à des travaux extrêmement nombreux, à des controverses des plus animées, et si je voulais faire l'histoire de tous ces travaux, il me faudrait citer successivement Albinus, Santorini, Cowper, Douglas, Heister, Gérard, Winslow, etc.... pour arriver enfin à Thomson, celui de tous les anatomistes récents qui a le mieux compris cette question. L'étude complète des travaux que nous ont laissés nos prédécesseurs sur l'entrecroisement musculaire est tellement difficile, tellement délicate, que, malgré des recherches assez multipliées, je ne me trouve pas encore l'avoir faite suffisament pour pouvoir en traiter d'une manière convenable. Je laisserai donc l'historique de côté pour aujourd'hui, me proposant d'y revenir une autre fois.

Je dirai seulement que je n'ai pas encore trouvé un seul auteur, un seul anatomiste qui ait posé d'une manière aussi formelle la loi générale de l'entrecroisement musculaire, que je l'ai fait depuis deux ans. Sans doute Winslow et Thomson avaient parfaitement vu et décrit l'entrecroisement des muscles abdominaux ; Santorini, et surtout

Thomson, avaient décrit l'entrecroisement des muscles du périnée; quelques autres entrecroisements partiels, tels que celui des muscles demi-orbiculaires buccaux aux commissures, celui des muscles du dos, des muscles grand pectoraux, etc..., étaient connus souvent d'une manière imparfaite il est vrai; mais personne n'osait et ne pouvait formuler une loi d'une manière absolue, à cause du nombre trop considérable d'exceptions qui existaient. Aujourd'hui il n'en est plus de même; par suite de recherches récentes dont plusieurs me sont propres, les exceptions ont disparu, et l'on peut aujourd'hui formuler d'une manière absolue la loi suivante :

§ 1. Il n'existe pas de raphé fibreux médian, c'est-à-dire qu'il n'existe pas de lignes aponévrotiques médianes indépendantes sur lesquelles des muscles viendraient s'insérer. Partout où des fibres musculaires appartenant à des muscles différents tombent obliquement les unes sur les autres il y a entrecroisement; et comme souvent dans le lieu de l'entrecroisement les fibres musculaires deviennent aponévrotiques, il en résulte une apparence de ligne fibreuse indépendante qui avait trompé les anatomistes.

La loi ainsi formulée comprend toutes les espèces d'entrecroisements, non seulement ceux qui se font sur la ligne médiane du corps, mais une foule d'autres. Ainsi dans un membre pris isolément, on trouve des entrecroisements musculaires qui se font, il est vrai le plus souvent, au niveau de la ligne médiane du membre. Nous en trouvons deux exemples des plus frappants au genou et à la main.

Au genou, le muscle triceps crural ne s'insère pas seulement à la tubérosité antérieure du tibia, mais aussi à toute l'étendue antérieure et latérale des deux tubérosités latérales, en sorte que c'est une faute anatomique grave que de préparer, à propos de myologie, le tendon rotulien, puisqu'on perd de cette manière une bonne partie des insertions du triceps. Dans ces insertions, ce n'est pas le vaste interne qui va se porter à la tubérosité interne du tibia, ni le vaste externe à la tubérosité externe ; c'est tout l'inverse. Le vaste interne et le vaste externe, arrivés au niveau de la rotule, tombant obliquement l'un sur l'autre et ne se confondant pas en un tendon commun, s'entrecroisent. Le vaste interne passe au côté externe et inférieur de la rotule pour aller s'insérer à la tubérosité externe du tibia. Une disposition analogue s'observe pour le vaste externe qui va s'insérer à la tubérosité interne du tibia. Rien n'est plus facile d'ailleurs que de constater cet entrecroisement dont M. Giraldès m'a appris et démontré l'existence.

A la main, le ligament annulaire antérieur du carpe n'est encore que le résultat d'un entrecroisement facile à constater par l'inspection la plus superficielle. Les muscles des éminences thénar et ceux de l'éminence hypothénar, devenus aponévrotiques dans leur partie supérieure, s'entrecroisent pour se porter chacun du côté opposé du carpe, et c'est cet entrecroisement qui constitue essentiellement le ligament annulaire du carpe.

Aux doigts existe encore un entrecroisement des plus manifestes qui complète sous plusieurs rapports l'analogie réelle établie entre les articulations phalangiennes et celle du genou. Les tendons des muscles lombricaux et interosseux, qui vont se porter, selon la plupart des anatomistes, sur les parties latérales des tendons des extenseurs, ne s'arrêtent pas sur ces parties latérales, mais pénètrent ce tendon et s'y entrecroisent pour en partie aller s'insérer en partie chacun du côté opposé, se comportant ainsi absolument comme le vaste interne et le vaste externe par rapport au droit antérieur et au tendon rotulien.

Je ne veux pas suivre ici tous les entrecroisements un à un et les décrire minutieusement ; c'est un travail de trop longue haleine que je reprendrai plus tard. Je vais me contenter de signaler quelques-unes des modifications importantes et même quelques-uns des changements complets que la connaissance des entrecroisements musculaires apporte dans la description d'une foule de muscles.

Les muscles des parois abdominales par exemple ne sont, comme l'a dit Winslow, et comme l'ont démontré Thomson et M. Velpeau, qu'un seul muscle polygastrique composé pour ainsi dire de deux parties latérales se continuant immédiatement l'une avec l'autre sur la ligne médiane par un entrecroisement qui constitue la ligne blanche des auteurs. — Si nous prenons le grand oblique du côté droit, par exemple, nous le voyons manifestement s'entrecroiser sur la ligne médiane, et passer à gauche. Ses fibres les plus inférieures, celles qui circonscrivent, suivant les auteurs, l'anneau inguinal, vont s'insérer sur la partie latérale gauche de la symphise pubienne. Celles qui sont immédiatement au-dessus vont s'insérer à l'épine pubienne gauche et à la ligne ou crête pubienne qui lui fait suite, vis-à-vis le ligament de Gimbernat, en constituant ainsi le ligament de Colles. Plus haut, les fibres, en se continuant toujours du côté gauche, forment les fibres arciformes bridant, suivant les auteurs, l'écartement supérieur des piliers de l'anneau inguinal. Enfin, plus haut encore, les fibres du muscle grand oblique droit se continuent directement avec celles des petit oblique et transverse gauches, ce que Winslow avait parfaitement vu. La même chose pourrait être redite pour ces deux derniers muscles qui se comportent absolument de la même manière que le grand oblique. — Mais cela étant, il en résulte, entre autres conséquences, que l'anneau inguinal n'est pas une simple fente ; c'est une ouverture quadrangulaire en tout semblable à l'anneau ombilical, et à toutes les autres ouvertures plus ou moins volumineuses que présente l'aponévrose abdominale. Deux des bords sont constitués par les piliers connus de tout le monde. Les deux autres sont formés par le ligament de Colles en dedans, et en dehors par les fibres arciformes, c'est-à-dire par des fibres des muscles grand oblique et petit oblique du côté opposé.

Les muscles si compliqués du périnée, savoir les sphincters superficiel et profonds, le releveur de l'anus, le transverse, les ischio-coccygiens, le muscle de Wilson, quelques fibres de la vessie et de l'urètre, les bulbo-caverneux chez l'homme et les constricteurs chez la femme ne forment aussi, d'après les mêmes considérations, qu'un seul muscle polygastrique dont les chefs divers s'entrecroisent en avant et en arrière du rectum, du vagin, du col de la vessie et de l'urètre. Je ne m'arrêterai pas à décrire ici ces entrecroisements si bien vus par Thomson et exposés d'une manière si précise dans l'anatomie chirurgicale de M. Velpeau.

Les muscles si nombreux décrits autour de l'orifice buccal ne forment encore qu'un seul muscle polygastrique. Cette vérité est tellement évidente, que M. Cruveilhier, dans la seconde édition de son Traité d'anatomie, a dû modifier la description des muscles buccaux dans ce sens, et l'on peut voir quelle modification profonde cette description a subie. Il n'y a presque rien à ajouter sous le point de vue descriptif de l'entrecroisement des muscles buccaux à ce que vient d'en publier M. Cruveilhier; il n'y manque qu'une conclusion pour que la question soit complètement traitée; il y manque une systématisation servant à montrer l'identité absolue des fibres disposées autour de la bouche et des muscles de l'abdomen; car dans les muscles buccaux on retrouve évidemment comme à l'abdomen un muscle grand oblique, un petit oblique, un transverse et même des fibres verticales (les élévateurs) représentant les muscles droits. L'ouverture buccale est en tout comparable aux autres ouvertures musculaires, et même si elle est circonscrite par deux courbes elliptiques près de son bord libre, elle est évidemment formée par des fibres disposées en quarré, vers le bord adhérent des lèvres.

L'étude de ces dispositions anatomiques menait tout droit, comme on voit, à la négation absolue des fibres orbiculaires; c'est en effet ce qu'a dit Thomson: Il n'existe pas de fibres musculaires orbiculaires dans l'économie.

Outre les entrecroisements déjà signalés, on en trouve une foule d'autres dans l'économie, ceux des pyramidaux du nez, des peauciers, des mylo-hyoïdiens, des arythénoïdiens postérieurs, des fibres musculaires du voile du palais, du pharynx, (probablement même de la langue), du cœur, de l'utérus, des muscles spinaux postérieurs, etc.... De ces entrecroisements, les uns sont connus depuis longtemps; d'autres le sont à peine ou ne le sont pas du tout, et exigeront de ma part pour leur démonstration des travaux spéciaux.

On voit déjà combien est féconde l'étude des entrecroisements musculaires, et l'on concevra qu'elle le deviendra bien plus, si l'on considère que la même loi de l'entrecroisement, ainsi que me l'a très-bien fait remarquer M. Bonamy, doit être appliquée aux ligaments, et que des entrecroisements des plus curieux existent aussi dans l'épaisseur des centres nerveux.

§ 2. Mais une loi plus féconde peut-être encore à laquelle m'ont conduit mes études sur l'entrecroisement musculaire est celle relative à la continuité des fibres musculaires ongitudinales avec les fibres musculaires transversales dans un même organe.

J'ai été conduit à soupçonner l'existence de cette loi en réfléchissant à la disposition si habilement étudiée par Thomson des muscles des parois adominales. Le muscle droit est une dépendance directe des trois grands muscles larges de l'abdomen; ceci est la chose du monde la plus aisée à démontrer sur le premier cadavre venu, et il y a dans le musée de la faculté de médecine trois préparations admirables de Thomson montrant cette disposition d'une manière si incontestable que la possibilité d'une négation ne se présente même pas à l'esprit des personnes qui les examinent. Pour comprendre bien cette disposition du muscle droit, il n'y a qu'à suivre les fibres du muscle petit oblique de la même manière que nous avons suivi précédemment les fibres du muscle grand oblique afin de comprendre la constitution de l'anneau inguinal.

Lorsque les fibres devenus aponévrotiques du muscle petit oblique arrivent à la ligne médiane, elles s'entrecroisent avec les fibres des muscles du côté opposé. Les plus inférieures, qui ont, comme on sait, la même direction que celles du muscle grand oblique se comportent absolument de la même manière que celles-ci ; je ne répéterai donc pas ce que j'en ai dit plus haut. Les autres fibres vont se continuer avec celles des muscles du côté opposé, surtout avec celles du grand oblique. Pour cela elles se disposent en deux plans, l'un antérieur, l'autre postérieur à la gaîne du muscle droit, gaîne qu'elles contribuent à former.

Or, ici se trouve une disposition des plus singulières, qui a longtemps exercé la sagacité des anatomistes. Les fibres de la gaîne se continuent d'une manière intime avec les fibres devenues aponévrotiques du muscle droit dans certains points qu'on appelle des intersections. A quoi cela est-il dû? Cela tient à ce que les fibres du muscle petit oblique gauche par exemple ne vont pas toutes se continuer avec celles du grand oblique droit : quelques-unes au niveau des intersections du muscle droit se dévient; d'obliques en haut qu'elles étaient, elles deviennent verticales et constituent ainsi, en redevenant musculaires, quelques-unes des fibres du muscle droit. Pour mieux dire, un faisceau de fibres du petit oblique gauche pris isolément et arrivé à la ligne médiane, s'étale en éventail; des fibres deviennent transversales ou même obliques de haut en bas pour se continuer avec les transverse et petit oblique droits; d'autres restent obliques de bas en haut pour se continuer avec le grand oblique droit ; d'autres deviennent verticales pour se continuer avec le muscle grand droit.

Ce que je viens de dire du petit oblique, je pourrais le dire du grand oblique et du transverse qui contribuent eux aussi à la formation du muscle droit de l'abdomen et de la même manière.

Et comme la gaîne du muscle droit abdominal gauche, par exemple, ne comprend pas seulement des fibres aponévrotiques des trois muscles larges du côté gauche, mais aussi les fibres des trois muscles larges du côté droit, il en résulte qu'un seul muscle droit (le gauche, puisque c'est lui que nous prenons pour exemple) reçoit à la fois ses fibres constituantes : et des fibres des muscles grand oblique, petit oblique, transverse gauches; et des mêmes muscles du côté droit, se recourbant pour devenir verticales, d'obliques ou de transverses qu'elles étaient.

La conséquence de tout cela relativement à l'abdomen, c'est, comme je l'ai déjà dit, que les muscles abdominaux ne forment qu'un seul et vaste muscle polygastrique allant s'insérer par des chefs extrêmement nombreux à tout le cercle osseux qui limite le squelette de l'abdomen.— Ceux de ces chefs qui s'insèrent à la face externe des côtes et la lèvre externe de la crête iliaque constituent le muscle grand oblique.—Ceux qui s'insèrent au bord inférieur des côtes, à l'interstice de la crête iliaque et parfois un peu à la colonne vertébrale, constituent le petit oblique. — Ceux qui s'insèrent à la face interne des côtes, à la lèvre interne de la crête iliaque, et à la colonne vertébrale par le moyen des trois feuillets de l'aponévrose abdominale postérieure, constituent le muscle transverse. — Ceux enfin qui s'insèrent verticalement en bas au pubis, en haut aux cartilages costaux et au sternum ; joints aux fibres musculaires verticales comprises entre les intersections aponévrotiques constituent les muscles droit et pyramidal.

Mais un fait plus important, c'est la continuation des fibres plus ou moins obliques ou transversales avec les fibres longitudinales. J'ai pensé que ce ne pouvait pas être là une exception, que si les choses étaient ainsi disposées dans un organe, partout où les conditions seraient à peu-près les mêmes, par suite de l'unité de plan que la nature a toujours suivie dans les moindres détails, la disposition définitive devait être la même. Il y avait donc lieu de supposer que dans les organes musculaires qui présentent des fibres verticales et des fibres longitudinales, ces deux ordres de fibres se continuent les unes avec les autres. C'est dans ce but que j'ai repris de nouveau les études que j'avais entreprises sur les entrecroisements musculaires.

D'abord il existe un organe où, par suite des travaux de M. Gerdy et de M. Bourgery, cette démonstration est toute faite; je veux parler du cœur. Là en effet la continuité entre les fibres verticales et les fibres unitives plus ou moins obliques ou transverses, est incontestable.

A l'origine de l'œsophage, les fibres qui naissent des parties latérales du cartilage cricoïde sont d'abord transversales, puis se recourbent verticalement en bas pour former les fibres longitudinales postérieures de ce conduit.

L'utérus, ainsi que je vais le démontrer tout-à-l'heure, présente à un haut degré cette continuation des fibres longitudinales avec les fibres transversales.

Il ne reste donc plus que l'intestin, et encore là je suis convaincu que j'y trouverai la même disposition. J'ai déjà signalé la disposition que l'on trouve à l'origine de l'œsophage. Une disposition plus concluante se voit chez presque tous les sujets sur le cœcum sans aucune préparation; on voit là sous le péritoine les fibres longitudinales réunies en trois faisceaux se recourber isolément sur les bords de chaque faisceau, pour se continuer d'une manière évidente avec les fibres transversales.

Ma tâche, il est aisé de le voir, est déjà très-avancée, bien qu'il me reste encore quelques préparations, quelques recherches à faire. Néanmoins au point où j'en suis, je crois pouvoir déjà formuler, sans témérité aucune, cette autre loi :

Chez l'homme, lorsqu'un organe musculaire renferme dans sa structure des fibres transversales et des fibres longitudinales, il y a continuité entre ces deux ordres de fibres qui se recourbent pour se continuer les unes avec les autres. Quelquefois et peut-être toujours, cette formation de fibres longitudinales par le recourbement des fibres transversales n'est qu'un mode particulier d'entrecroisement, l'entrecroisement en *x* arabe, dont je vais donner un exemple à propos de l'utérus.

Jusqu'à présent je n'ai choisi des exemples confirmatifs des lois que jai formulées, que dans l'anatomie normale. J'aurais pu aussi invoquer des faits d'anatomie anormale. Ainsi, lorsque des muscles qui sont d'habitude séparés et ont chacun une insertion osseuse distincte, se trouvent ne pas s'insérer dans le lieu normal et tombent obliquement l'un sur l'autre, il y a entrecroisement. Un muscle qui est normalement transversal dans sa totalité peut, en certains cas anormaux, se recourber dans une partie de son étendue en bas ou en haut pour devenir vertical après avoir été transversal. Voici deux faits à l'appui de ces assertions; je conserve les pièces anatomiques que je mets à la disposition de la Société.

Sur un homme dont le cadavre servait aux dissections de l'école pratique, les muscles sterno-mastoïdiens (portion sternale des sterno-cléido-mastoïdiens) ne s'inséraient pas au sternum. On voit sur la pièce que ces muscles passent au devant du sternum, et arrivés à la ligne médiane, s'entrecroisent presque en totalité pour aller chacun se continuer avec les fibres moyennes du grand pectoral du côté opposé. Je dis presque en totalité, parce que plusieurs des fibres du sterno-mastoïdien droit, et aussi quelques-unes du sterno-mastoïdien gauche, vont former, sur la face externe des cartilages costaux des cinq premières côtes gauches, un muscle accessoire anormal, dirigé presque verticalement, un peu obliquement, de haut en bas et de dedans en dehors, qui va s'insérer par trois languettes charnues au bord supérieur des 3, 4, et 5e cartilages costaux, ainsi qu'à la portion osseuse voisine.

Sur un autre sujet, le muscle constricteur moyen du pharynx qui s'insère normalement et directement par une extrémité transversale à la grande corne de l'os hyoïde, se disposait d'une tout autre façon, et cela également des deux côtés. Son extrémité placée à un centimètre et même plus au-dessus du sommet de la grande corne de l'os hyoïde, se trifurque. — Une portion, la supérieure, se recourbe en haut, de transversale qu'elle était, devient verticale et va s'insérer à l'angle de la mâchoire après s'être accolée en dehors au ligament stylo-maxillaire. — Une portion moyenne reste transversale et glisse sous le muscle basio-glosse pour aller s'insérer à la petite corne de l'os hyoïde. — La troisième portion se recourbe en bas pour devenir aussi verticale et se confondre avec le bord latéral du basio-glosse, et s'insère par conséquent avec ce dernier muscle sur l'os hyoïde.

Je m'arrête dans le développement de ces lois générales; il me suffit d'avoir montré par quelle série de considérations j'ai été porté à faire une étude attentive de la disposition musculaire de l'utérus, et je vais exposer maintenant en peu de mots le résultat de mes recherches sur cette question spéciale que je n'ai pas encore réussi à éclaircir complètement et que je continue à examiner.

Structure musculaire de l'utérus.

Je n'ai pas besoin de dire, je pense, que les résultats dont je vais parler ont été obtenus par la dissection d'utérus de femmes mortes peu de temps après l'accouchement ; car tout le monde sait que là seulement on peut en étudier la disposition musculaire. Il y a bien quelque chose à dire aussi sous ce rapport sur l'utérus des femmes non enceintes ; je n'en parlerai pas pour le moment, parce que je ne l'ai pas encore suffisament étudié.

Les fibres de l'utérus, d'abord essentiellement transversales, proviennent de trois sources, le ligament rond, la trompe de Fallope et l'ovaire, ainsi que des ailerons correspondants des ligaments larges, surtout de l'aileron postérieur et de l'antérieur.

C'est un fait fort remarquable que celui de la présence d'une énorme quantité de fibres dans l'épaisseur du dédoublement des ligaments larges. Ces fibres toutes transversales se portent directement en dehors, et il y a lieu de soupçonner qu'elles vont s'insérer quelque part au bassin ; je n'ai encore rien constaté à cet égard.

Une seule fois j'ai bien vu des fibres verticales croiser dans l'épaisseur du ligament large la direction des fibres transversales, et je n'ai pu encore que soupçonner leur insertion probable sur des os du bassin. Ces fibres verticales provenaient des fibres transversales du fond de l'utérus de la manière suivante : Le ligament rond (et ceci est encore plus marqué sur l'utérus d'une femme enceinte) s'insère sur les parties latérales de l'utérus bien au dessous du fond, en sorte que les fibres transversales du fond de l'utérus sont obligées de décrire une courbe à concavité inférieure et interne sur l'angle supérieur de cet organe, pour aller gagner le ligament rond; lorsque ces fibres arrivent au ligament rond, elles ont une direction presque verticale, et elles sont obligées de s'infléchir en dehors pour devenir presque horizontales dans la direction du ligament. Mais on comprend que quelques-unes puissent continuer à descendre verticalement derrière le ligament rond, sur les parties latérales de l'utérus, dans l'épaisseur du ligament large. C'est précisément ce qui avait lieu dans le cas dont je viens de parler.

Vues sur la face externe de l'utérus, les fibres nées de cette triple origine se portent de ces points comme d'un centre sous forme de rayons transversaux qui couvrent tout l'utérus, ses faces antérieure, supérieure et postérieure. Arrivées près de la ligne médiane, ces fibres sont coupées perpendiculairement par un faisceau longitudinal qui occupe toujours la ligne médiane, naît en avant près de l'union du corps avec le col de l'utérus, remonte à peu-près sur la ligne médiane, passe sur le fond de l'organe, et redescend sur la face postérieure où il se termine en bas de la même manière qu'il avait commencé en avant.

Le faisceau longitudinal médian n'est pas composé de fibres bien régulières et continues, surtout lorsqu'on l'étudie chez des femmes mortes plusieurs jours après l'accouchement. Ceci tient à ce que l'utérus ne revient pas sur lui-même avec la même force d'*élasticité* (si je puis ainsi dire) dans toutes ses parties : une de ses parties se resserre beaucoup, tandis que d'autres restent distendues ; presque toujours une des moitiés offre une plus grande étendue que l'autre, et cela d'une manière inégale, en sorte que le faisceau longitudinal médian de la face externe décrit sur cette face des sinuosités, des inflexions plus ou moins marquées, à la formation desquelles concourt encore une autre cause dont je vais parler tout-à-l'heure.

Le faisceau longitudinal médian de la face externe de l'utérus se voit immédiatement dès qu'on a enlevé par arrachement (mode de préparation que j'ai employé) le péritoine et la couche très-résistante interposée entre lui et les muscles, bien décrite par Mme Boivin. Il m'est cependant arrivé déjà deux fois, en particulier pour la pièce que j'ai déposée au musée de la faculté de médecine, de ne pas apercevoir le faisceau longitudinal dès que le péritoine était enlevé ; on ne voyait au premier abord que des fibres transversales se continuant sans ligne de démarcation d'un côté à l'autre. Dans ces deux cas, je n'ai eu qu'à enlever avec soin sur la ligne médiane une couche légère de fibres transversales pour trouver au-dessous le faisceau longitudinal large comme toujours d'environ deux centimètres.

D'après Mme Boivin, et j'ai toute raison de l'admettre d'après mes recherches, ce faisceau longitudinal n'existe plus dans l'utérus très-volumineux, comme vers la fin de la grossesse.

Le fait le plus remarquable relatif à ce faisceau longitudinal, c'est son mode de formation qu'on peut voir avec la plus grande facilité sur un utérus quelconque de femme enceinte. Il suffit pour cela de faire macérer dans de l'eau pendant quelques jours l'utérus que l'on veut examiner, puis de le tremper dans un liquide quelconque qui puisse durcir les fibres musculaires, par exemple et indifféremment de l'eau acidulée avec de l'acide azotique, ou mieux une solution aqueuse de deuto-chlorure de mercure, ou bien, de l'eau bouillante. Après avoir pratiqué alors sur le péritoine et la couche sous-jacente une incision superficielle, on arrache successivement et par petits lambeaux avec beaucoup de patience tout le péritoine. Peu importe le sens dans lequel on tire pour arracher ces lambeaux. L'arrachement suivra toujours spontanément la direction des fibres transversales sur les côtés, longitudinales au milieu.

Sur un utérus ainsi préparé, ce qui frappe tout d'abord, c'est que le faisceau longitudinal arrivé en avant et en arrière ou à peu-près de l'union du corps de l'utérus avec le col, plus près en arrière qu'en avant, se recourbe en totalité, c'est-à-dire par moitié de chaque côté, pour aller se continuer avec les fibres transversales. Ceci une fois bien constaté, on retrouve la même disposition sur toute la longueur du faisceau longitudinal. Partout ce faisceau reçoit des fibres transversales qui se recourbent irrégulièrement les unes en bas, les autres en haut pour devenir verticales, et constituer ainsi le faisceau longitudinal médian. On comprend que ce recourbement s'effectuant plus ou moins près de la ligne médiane, il en résulte des sinuosités dans le faisceau longitudinal, et c'est là la cause dont j'ai parlé plus haut, cause qui vient s'ajouter, se combiner, comme je l'ai dit, avec le retrait inégal de l'utérus.

D'après ceci il semble que le faisceau longitudinal médian doive augmenter de volume à mesure qu'il approche du fond de l'utérus. Il n'en est rien, parce qu'à mesure que ce faisceau reçoit des fibres transversales devenant verticales, il en perd d'autres qui de verticales qu'elles étaient, se recourbent pour redevenir transversales; en un mot il y a entre les deux ordres de fibres un échange continuel.

En étudiant avec soin cet échange je me suis aperçu bientôt qu'il n'était pas si irrégulier qu'on le croirait au premier abord. Sa régularité est même telle, qu'elle nous permet presque d'arriver à comprendre un but final dans la formation du faisceau longitudinal par les fibres transversales.

Sur la face antérieure de l'utérus que j'ai déposé à la faculté de médecine, sur le fond d'un utérus que je possède, et dans tous les points où l'on voudra bien chercher, on voit avec la plus grande netteté des fibres transversales se recourber d'abord pour devenir verticales, puis ayant parcouru un trajet vertical peu étendu, se recourber de nouveau du côté opposé pour redevenir transversales. Leur ensemble représente donc une branche d'*x* arabe. Ceci, je le répète, est tellement net et clair que M. Cruveilher a bien voulu, après avoir examiné mes pièces anatomiques, publier comme certaine cette disposition dans la deuxième édition de son excellent Traité d'anatomie descriptive.

Il en résulte que le faisceau longitudinal n'est pas composé de fibres qui en suivent toute la longueur du commencement à la fin, mais d'une série de groupes de fibres verticales se confondant de manière à former un ensemble d'apparence un et continu ; ces fibres sont tout simplement la partie centrale de la branche d'x que représentent les fibres superficielles de l'utérus.

On peut envisager la question d'une manière plus générale, et dire que la formation du faisceau longitudinal par les fibres transversales n'est en somme qu'un résultat de l'entrecroisement.

Lorsque l'utérus est fortement dilaté, volumineux, d'après Mme Boivin, il n'y a plus de faisceau longitudinal, ou du moins il est peu marqué ou très-oblique, et les fibres transversales se continuent d'un côté à l'autre. Dès que l'utérus a expulsé le produit qu'il contenait, il revient rapidement sur lui-même ; mais des fibres prises isolément ne pouvant pas se raccourcir suffisamment, sont obligées de se replier pour ainsi dire dans leur partie médiane et de constituer une branche d'x. C'est parce qu'elles se continuent d'un côté à l'autre, ou pour mieux dire, parce qu'elles s'entrecroisent sur la ligne médiane qu'elles prennent cette disposition.

Il n'est personne sans aucun doute qui ne soit frappé de l'analogie extrême qui existe entre la formation du faisceau longitudinal superficiel de l'utérus par les fibres transversales, et celle du muscle droit de l'abdomen par les muscles obliques et transverses. C'est la même disposition, la même conséquence d'un fait primitif, l'*entrecroisement*.

Quelle admirable harmonie; comme toutes ces lois se lient, s'enchaînent, s'éclairent mutuellement ! N'est-ce pas une preuve évidente de leur certitude que cet enchaînement incontestable qui les fait dériver les unes des autres comme des corollaires d'un même fait primitif ? Quel rapprochement singulier entre des appareils en apparence si différents que les parois abdominales, la bouche, le périnée, l'utérus, etc..., et cependant construits tous d'après un seul et même plan !

Si, de la face externe de l'utérus, nous passons à la face interne, nous trouvons absolument la même disposition avec quelques modifications.

On sait que Mme Boivin a décrit là des fibres circulaires disposées d'une manière concentrique autour de l'ouverture de la trompe, et sa description a été d'autant plus volontiers admise que l'utérus de la femme pouvait ainsi être comparé exactement aux cornes utérines des animaux, puisqu'il serait formé comme de deux moitiés accolées par leur base et formées de deux ordres de fibres longitudinales superficielles (*transversales*) et transversales profondes (*fibres circulaires* de Mme Boivin). Cette comparaison de l'utérus de la femme avec les cornes utérines des animaux doit être conservée avec une modification, et c'est même là une des raisons qui m'ont porté à penser que les fibres longitudinales de l'intestin se continuaient avec les fibres transversales ou circulaires. Mais il y a dans la description de Mme Boivin une erreur qu'on va comprendre maintenant avec la plus grande facilité.

Il n'existe pas de fibres circulaires à la face interne de l'utérus ; il n'y en a que l'apparence due à la même disposition que nous avons vue à la face externe, à la continuité de fibres transversales et de fibres longitudinales.

Lorsqu'on fend un utérus de femme morte quelques jours après l'accouchement, on constate de la manière la plus positive que sur les parties latérales de la face interne existent des fibres entièrement transversales, et que sur les faces antérieure et postérieure ces fibres transversales sont coupées perpendiculairement par des fibres longitudinales absolument comme à la face externe. Seulement il y a entre les deux faces cette différence qu'au dehors le faisceau longitudinal médian est très-étroit, large de deux centimètres au plus, tandis qu'en dedans il est très-large, occupant la presque totalité des faces antérieure et postérieure et du fond de l'utérus, s'étendant de chaque côté jusqu'au voisinage de l'orifice de la trompe.

Dans toute sa hauteur, ce faisceau longitudinal si étalé se continue avec les fibres transversales dont je n'ai pas encore *bien pu* déterminer l'origine, toujours de la même manière qu'à la face externe. De là l'apparence bien grossière au reste de fibres circulaires. Prenons comme exemple les fibres transversales droites situées un peu au-dessous de l'orifice de la trompe correspondante : ces fibres transversales arrivées à la face antérieure se recourbent pour se confondre avec le faisceau vertical; celui-ci remonte sur le fond de l'utérus, puis sur la face postérieure, et là, comme dans toute sa longueur, il y a des fibres qui se recourbent pour devenir transversales et se continuer avec l'ensemble des fibres transversales droites. Il faut un peu de bonne volonté pour voir là des fibres circulaires; ce sont tout simplement des fibres verticales coupant perpendiculairement des fibres transversales.

Le faisceau longitudinal interne est très-probablement disposé comme l'externe, c'est-à-dire qu'il résulte de la réunion de groupes nombreux de faisceaux constituant la partie verticale des branches d'x que forment les fibres en s'entrecroisant. La preuve, c'est qu'ici encore les fibres transversales, en arrivant au faisceau longitudinal, se recourbent les unes en haut les autres en bas pour devenir les unes et les autres verticales; nouvelle démonstration de la non-existence des fibres circulaires de Mme Boivin.

Pour achever ce qui est relatif à la structure musculaire de l'utérus, il resterait plusieurs questions à traiter. Il faudrait voir quelle est la disposition des fibres musculaires entre les deux couches que je viens de décrire; examiner la structure du col où l'on trouve du reste la même disposition que dans le corps, une continuation des fibres transversales avec des fibres longitudinales constituant l'arbre de vie; étudier les rapports de toutes ces fibres musculaires soit entre elles, soit avec les autres éléments anatomiques de l'utérus; et voir enfin si toutes ces notions anatomiques n'ont pas des applications en physiologie. Ce sera l'objet d'un prochain mémoire.

Je m'arrête; mais en terminant, je dois à ma conscience de payer un tribut d'hommages à la mémoire d'un illustre anatomiste dont la science regrette la perte, à la mémoire de THOMSON. Jettons un voile sur sa vie privée; la mort efface bien des choses et en fait pardonner bien d'autres. Ne prenons de Thomson que ses études scientifiques, et sous ce rapport nous ne nous lasserons pas d'admirer les ressources fertiles de son esprit ingénieux, mais surtout la patience admirable et la profonde habileté avec lesquelles il préparait ses pièces anatomiques dont plusieurs sont conservées avec soin par diverses personnes ou dans les musées.

Thomson, par une série de circonstances que je n'ai pas à examiner ici, n'a presque rien publié lui-même des résultats importants obtenus par lui; presque tous ces résultats seraient perdus si plusieurs n'avaient été recueillis avec un soin dont la science lui est reconnaissante, par M. Velpeau, l'un de mes maîtres dont je m'honore le plus d'être l'élève. C'est dans l'introduction si remarquable, publiée par M. Velpeau en tête de la 3e édition de son Anatomie chirurgicale, que j'ai puisé mes premières connaissances sur les travaux de Thomson. Je dois aussi beaucoup sous ce rapport à M. Giraldès qui, il y a quatre ans, pendant que j'étais son préparateur, me fit voir tous les entrecroisements connus jusqu'alors. Enfin j'ai reçu de vive voix par plusieurs personnes, surtout par M. Nélaton, un de mes meilleurs maîtres, communication de plusieurs des idées non publiées de Thomson, de ces idées qui ont déjà été et seront encore le point de départ de tant de travaux anatomiques.

Dans toutes ces sources et dans diverses notes insérées dans les journaux scientifiques, j'ai puisé la conviction que Thomson connaissait parfaitement la loi de l'entre-croisement musculaire; la plupart de ses travaux anatomiques ont eu pour but la démonstration de cette loi et de quelques autres qui lui sont subordonnées. Il est mort avant d'avoir pu terminer cette tâche que j'essaie maintenant de reprendre, heureux si je puis suivre de bien loin un modèle aussi illustre.

Quant à la loi de la continuité des fibres longitudinales et des fibres transversales, bien que j'en aie puisé la première idée dans les recherches de Thomson, je ne sache pas que Thomson en ait soupçonné l'existence.

FIN.

IMPRIMERIE DE HAUQUELIN ET BAUTRUCHE,
Rue de la Harpe, 90.

www.ingramcontent.com/pod-product-compliance
Ingram Content Group UK Ltd.
Pitfield, Milton Keynes, MK11 3LW, UK
UKHW021034200726
13857UKWH00004B/1718

9 782012 993051